NOTE

SUR

LE CHOLÉRA

HOPITAL SAINT-ANTOINE, 1866
(SERVICE DES FEMMES)

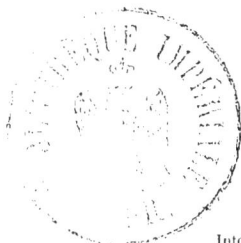

PAR

A. PAQUET

Interne en médecine des hôpitaux de Paris
Lauréat de la Faculté de médecine (médaille d'argent, concours de 1865)
Élève de l'École pratique
Membre de la Société anatomique

PARIS
IMPRIMERIE DE E. MARTINET
RUE MIGNON, 2

1867

NOTE

sur

LE CHOLÉRA

HOPITAL SAINT-ANTOINE, 1866

(SERVICE DES FEMMES)

Dès le début de l'épidémie de 1866, vers les premiers jours de juillet, la commission administrative, chargée de veiller aux soins à donner aux cholériques, institua dans chaque hôpital des services spéciaux. A l'hôpital Saint-Antoine, la salle Sainte-Jeanne fut désignée à cet effet. C'est dans cette salle qu'il nous a été donné d'observer, du 18 août au 12 octobre, les faits qui nous ont suggéré l'idée de ce travail.

De nombreuses publications ont traité du choléra, et en particulier de la marche anomale, irrégulière que cette maladie a revêtue dans les dernières épidémies. Notre intention n'est pas d'ajouter une description du choléra à celles qui ont été tracées par les auteurs. Nous ne voulons pas non plus faire l'histoire de l'épidémie cholérique de 1866 à l'hôpital Saint-Antoine; cette histoire serait nécessairement incomplète, puisqu'elle ne comporterait qu'une partie des cas qui ont été traités dans cet hôpital. Nous présentons simplement, en un résumé succinct, les conclusions qui nous ont paru découler des faits observés par nous en 1865 à l'hôpital Saint-Louis, et en 1866 dans le service spécial des femmes à l'hôpital Saint-Antoine ; en particulier, la desquamation épithéliale généralisée du choléra, et le résultat de nos expériences sur la présence du sucre dans l'urine des cholériques.

Les recherches que nous avons faites sur le mode de développement et de propagation du choléra ne nous ont presque rien appris, et nous sommes toujours, relativement à la contagion, dans la même hésitation que par le passé. On ne peut mettre en doute l'influence considérable de la constitution médicale sur la transmission du choléra ; mais dans une foule de faits, la contagion directe ne saurait être invoquée. Entre autres circonstances, nous avons plusieurs fois noté l'administration d'un purgatif comme point de départ des accidents.

OBSERVATION. — Pauline Voyat, couturière, n° 4, salle Sainte-Jeanne (algidité incomplète). Perte d'appétit et courbature depuis le 15 août ; purgatif le 20 août. Dans la nuit du 21 au 22, vomissements riziformes et crampes ; entre à l'hôpital le 24 août. La diarrhée a cessé depuis hier ; elle était du reste caractéristique. Les vomissements persistent ; voix affaiblie, yeux excavés, langue froide, pouls petit, 88 pulsations, suppression des urines. Julep avec addition de chloroforme, 4 grammes ; sinapismes ; macération de quinquina.

28 août. — Les extrémités se sont réchauffées, le pouls

est à 104. La malade a uriné pour la première fois ; urine albumineuse.

29 août. — Urine albumineuse, non fermentescible (quantité évaluée à 1200 grammes environ) ; sort guérie le 31 août.

Parmi les personnes qui donnent des soins aux cholériques, un petit nombre est frappé par la maladie, et alors ce sont des causes débilitantes qui viennent s'ajouter à la prédisposition, à la réceptivité individuelle. — Il est très-difficile d'avoir des notions exactes sur les prodromes ; l'impossibilité d'ajouter la moindre foi aux renseignements fournis par les malades, à cause des contradictions nombreuses que présentent leurs récits ; d'autre part, l'inattention et souvent même l'incurie de leurs proches nous privent malheureusement des seuls documents qui puissent nous fixer sur le mode d'invasion du choléra.

Aussi, il n'y a peut-être pas de maladie dont les statistiques soient aussi variées, et par suite aussi contestables.

Il est certain que les épidémies de 1865 et 1866 ont présenté plus de cas dits foudroyants que celles qui les avaient précédées ; la proportion relative paraît même avoir été plus grande en 1866. Dans des cas assez nombreux, les malades hésitant à répondre aux questions qu'on leur pose au sujet de l'existence d'une diarrhée prémonitoire, finissent par la nier complétement ; et cependant leurs maîtres, leurs parents nous affirment que ces malades ont depuis quelques jours une diarrhée plus ou moins séreuse. Faut-il ranger ces cas dans la catégorie des cas dits foudroyants ?

L'assoupissement, l'engourdissement des facultés intellectuelles dans la période algide, l'étonnement, l'inquiétude qui leur succèdent dans la période de réaction, s'ils permettent quelquefois d'obtenir des malades des renseignements assez précis, lorsqu'on fixe leur attention sur des sujets qui paraissent les intéresser à un haut degré, les laissent la plupart du temps indifférents aux questions qu'on leur adresse sur le commencement de leur maladie. Toutes les fois qu'étant de garde, nous avons admis des cholériques, nous nous sommes informé, auprès des parents ou des personnes qui accompagnaient les malades, de la diarrhée prémonitoire, et nous l'avons notée 80 fois sur 100. M. Mesnet admet le rapport de 140/213 ou environ 61/00 dans sa statistique du choléra à l'hôpital Saint-Antoine en 1865. Il en résulte que la diarrhée prodromique a une importance capitale au point de vue du mode d'invasion du choléra, et c'est avec juste raison que les comités d'hygiène insistent sur la gravité que peut présenter la diarrhée en temps d'épidémie cholérique.

Dans les premiers temps, la diarrhée prémonitoire ne diffère en rien de la diarrhée simple ; mais, soit tout à coup, soit progressivement après un nombre très-variable de garderobes, elle prend le caractère spécifique des selles cholériques; elle devient blanchâtre, floconneuse, riziforme. Les crampes apparaissent; mais la diarrhée caractéristique et les crampes ne suffisent pas pour constituer le choléra; cet état auquel parfois se joint un certain degré d'algidité, porte le nom de cholérine. Que les vomissements riziformes viennent s'y ajouter, et nous avons l'attaque de choléra.

Les malades frappés brusquement, sans diarrhée prémonitoire (cas dits foudroyants), n'ont pas toujours été pris simultanément de diarrhée, de crampes et de vomis-

sements : tantôt, les vomissements ont paru les premiers ;
d'autres fois, ils ont suivi de près, il est vrai, la diarrhée
et les crampes. Ces cas ont été ceux dans lesquels l'algidité
a été la plus prononcée et presque fatalement mortelle.

Parmi les faits anatomo-pathologiques qui se rattachent
au choléra, la desquamation épithéliale abondante, généralisée, est l'un des plus caractéristiques.

De nombreuses observations microscopiques nous ont
permis de constater que la matière riziforme des déjec-
tions alvines et des vomissements est en grande partie
formée d'épithélium cylindrique provenant de la portion
gastro-intestinale du tube digestif. Cette desquamation
donnerait à elle seule une explication suffisante des vomissements répétés, de l'exhalation séreuse si abondante
qui se fait à la surface de l'intestin et de l'estomac, et du
défaut d'absorption des muqueuses de ces organes. Elle
entraîne avec elle une autre conséquence : elle met presque à nu une multitude de ramifications nerveuses, et l'on
ne peut méconnaître à ce fait une certaine importance
dans la production des phénomènes nerveux qui accom-
pagnent le choléra.

La desquamation épithéliale abondante accompagne
ordinairement la congestion des muqueuses; dans le choléra, cette congestion nous est démontrée par les injec-
tions en plaques et les ecchymoses que présente la muqueuse gastro-intestinale et les séreuses qui recouvrent
les viscères; par les érythèmes de diverses formes, principalement *papuleuses*, que l'on remarque sur la peau,
notamment aux pieds et aux mains.

L'hypergenèse de l'épithélium des glandes de Brunner,
celle de l'épithélium nucléaire des follicules isolés qui

constitue la psorentérie, donnent à l'intestin un aspect
particulier, mais qui n'appartient pas en propre au choléra. La psorentérie nous a toujours semblé plus marquée
au voisinage du duodénum, là où sont accumulées les
glandes de Brunner, et près de la valvule iléo-cæcale, où
les follicules clos de l'intestin se groupent pour entrer
dans la constitution des plaques de Peyer. Nous avons
trouvé ces plaques parsemées de petites ecchymoses, mais
jamais ulcérées.

Dans les vomissements, outre l'épithélium cylindrique
provenant de l'estomac, se trouve de l'épithélium pavimenteux provenant de la desquamation pharyngienne
et buccale. Après la période algide, au début de la période
de réaction, la langue, la muqueuse du voile du palais et
du pharynx deviennent rouges, lisses, scarlatiniformes;
les papilles privées de leur enveloppe épithéliale sont très-
douloureuses, et les boissons, même glacées, sont diffici-
lement acceptées par les malades.

Voies urinaires. — Dans le rein, la desquamation
épithéliale est très-abondante, et marque la première
phase des lésions néphrétiques consécutives au choléra.

Chaque fois que nous avons pu recueillir de l'urine,
principalement au commencement de la période de réaction, nous avons trouvé au microscope une multitude de
cylindres hyalins, dits fibrineux, presque uniquement
composés de cellules épithéliales des canalicules du rein;
nous y avons également rencontré les épithéliums nu-
cléaires, pavimenteux, prismatiques qui provenaient de la
desquamation de l'uretère, de la vessie et de l'urèthre.

C'est principalement au début de la période de réaction

que l'urine, excrétée abondamment, à cause de la congestion active du rein à cette époque, nous a présenté ces caractères; nous les avons également observés dans quelques cas où la mort arriva plusieurs jours après, dans le cours d'une réaction incomplète. Dans certains cas, les urines étaient abondantes et tout à fait claires; elles ne précipitaient pas la liqueur de Barreswill et ne donnaient pas de déviation sensible au saccharimètre : mais dans dix cas que nous avons observés avec le plus grand soin, l'urine présentait un léger trouble, qui augmentait par l'addition de quelques gouttes d'acide azotique; venait-on à chauffer cette urine, le trouble paraissait un peu diminuer, mais on obtenait toujours un nuage, indice certain de la présence d'albumine ou d'une substance albuminoïde, persistant après l'action de la chaleur et l'addition d'un excès d'acide nitrique.

La présence de cette substance albuminoïde dans l'urine, que les cholériques rendent à cette époque, a une très-grande importance : en effet, les urines qui la contiennent dévient à gauche les rayons polarisés, et précipitent souvent la liqueur de Barreswill, avec formation d'oxydule jaune ou rouge de cuivre Cu^2O; c'est en vertu de cette dernière réaction que des urines semblables ont été prises pour sucrées : aussi croyons-nous qu'on s'est trop empressé d'admettre la présence du sucre dans l'urine des convalescents cholériques. Le seul moyen vraiment exact, la fermentation, avait été négligé, probablement à cause de la difficulté pratique de ce genre de recherches.

L'élimination des produits azotés, qui avait cessé avec la suppression des urines, dans la période algide, reprend

son cours dans la période de réaction : or, ces produits
azotés, ainsi qu'on l'a démontré depuis longtemps, et
M. Lecomte l'un des premiers, précipitent la liqueur de
Barreswill ; telle est probablement la raison de la réduction partielle du sel de cuivre qui entre dans la constitution de cette liqueur, réduction que nous avons observée
d'une manière très-nette dans quatre cas.

Nous avons soumis à la fermentation les urines de ces
quatre malades, en prenant les précautions suivantes :
200 grammes d'urine et 2 grammes de levûre de bière
sont placés dans un flacon à deux tubulures ; par un tube
plongeant jusqu'au fond du liquide, arrive un courant
d'air qui a préalablement traversé un flacon contenant
une solution de potasse caustique, à l'effet de priver cet
air de l'acide carbonique qu'il pourrait contenir.

Un autre tube part de la partie supérieure du flacon
et se continue avec un tube de Liebig contenant une solution de potasse caustique, laquelle est destinée à retenir
l'acide carbonique qui se dégagerait si la fermentation
avait lieu dans le flacon.

Dans aucun cas, cette solution de potasse caustique ne
nous a présenté d'augmentation de poids, et son mélange
avec de l'eau de chaux ne nous a donné aucun précipité ;
et cependant les expériences ont été menées durant quatre
heures, temps supérieur à celui qu'indique M. le professeur
Robin, lorsqu'il conseille de considérer comme n'étant pas
dû à la fermentation du sucre, mais à des altérations de
substances organiques, le dégagement de gaz qui tarde-
rait plus de deux heures à se produire (*Dictionnaire de
Nysten*, 11ᵉ édition).

Donc, si l'on considère que ces urines, bien que réduisant en partie la liqueur de Barreswill, ne nous ont jamais donné, avec la potasse ou le réactif de Boëtger, la coloration brune, que la déviation au saccharimètre a constamment été observée à gauche, et non à droite comme cela aurait eu lieu si ces urines étaient sucrées ; que le résidu de leur évaporation n'a pas donné par la calcination l'odeur caractéristique de caramel, on peut légitimement conclure que ces urines ne contenaient pas de trace appréciable de sucre.

A cette desquamation épithéliale et à la congestion rénale qui la produit succède toute la série des lésions qui marquent les différentes phases de la dégénérescence brigthique du rein, ainsi qu'on a pu fréquemment le remarquer sur les malades qui sont morts à une époque avancée de la période de réaction, ou à la suite des complications qui s'étaient produites dans le cours de cette période.

La conjonctive oculaire, ordinairement congestionnée et principalement dans son segment inférieur que recouvre incomplétement la paupière, se desquame, et nous avons plusieurs fois constaté d'une manière très-nette l'ecchymose sous-conjonctivale que M. le professeur Tardieu a donnée dans son cours de médecine légale de 1864 comme un des signes différentiels du choléra et de l'empoisonnement par l'acide arsénieux.

Le larynx, la trachée, les bronches nous ont aussi présenté cette desquamation épithéliale à un degré variable : en raclant légèrement la surface des muqueuses de ces organes, on enlevait un enduit quelquefois assez épais formé d'épithélium prismatique, de vibrions en abondance et de bactéries.

Quand la malade était morte dans la période algide, les replis arythéno-épiglottiques étaient secs et ridés; il en était de même des cordes vocales.

M. Parrot a donné une explication très-satisfaisante de l'aphonie qu'on observe chez presque tous les malades algides, et dont les auteurs ont fait un signe important du choléra confirmé. «Il nous semble, dit M. Parrot, que le tissu conjonctif des ventricules du larynx et des cordes vocales, dont les mailles, dans quelques cas très connus, s'infiltrent si facilement de sérosité, subit, pendant la période algide du choléra, la même dessiccation que celui de la pulpe digitale, des paupières, des orbites, etc., et que c'est à la rigidité momentanée qui en résulte que l'on doit attribuer l'aphonie (*Gazette hebdomadaire*, 1866, note sur les cas de choléra observés à l'hôpital de la Charité, page 15). Telle est, dans son ensemble, la desquamation épithéliale du choléra, et ses conséquences. Préparée par la stase du sang dans la période algide, elle s'effectue surtout lors du rétablissement de la circulation dans la période de réaction, et elle est activée par les congestions si fréquentes qui surviennent dans le cours de cette dernière période.

Les parenchymes nous ont offert les lésions décrites par les divers auteurs : ainsi, le foie était diminué de volume; sa couleur était rouge brun, sans trace de marbrures ni de granulations; sa coupe, lisse, uniforme, laissait suinter un sang poisseux, contenant les cellules hépatiques plus ou moins déformées, et finement granulées. La vésicule biliaire contenait de la bile faiblement colorée.

La rate, petite, ratatinée, permettait de voir distinctement, à la coupe, les granules glanduleux de Malpighi.

Le cœur et le poumon présentaient sous leur séreuse

d'enveloppe les ecchymoses que l'on retrouve dans presque tous les cas de choléra cyanique. Notons en passant que très-rarement nous avons constaté l'existence de bruit anomal, soit au cœur, soit sur le trajet des vaisseaux. Une fois seulement, chez une malade convalescente, nous avons remarqué du pouls veineux, jugulaire, accompagnant un fort bruit de souffle tricuspidien.

Le pouls veineux qui démontre l'insuffisance tricuspide se remarque dans toutes les variétés d'anémie, et en particulier dans l'anémie des convalescents.

Les bruits physiologiques du cœur ont toujours été perçus avec une grande netteté, même dans les cas où les pulsations de la radiale étaient à peine sensibles.

Dans deux cas seulement, nous avons observé les phénomènes suivants :

OBSERVATION. — Meusnier (Rose), femme Bontour, dix-neuf ans, journalière. Prise le 24 août de diarrhée séreuse (12 selles dans la journée), le 26 août de vomissements et de crampes. Entre le 27 août à la salle Sainte-Jeanne, n° 21.

Pouls presque imperceptible : cyanose ; extrémités froides, bruits du cœur très-affaiblis ; le second ne peut être perçu ; le premier s'accompagne comme d'un bruit de décollement qu'on entend surtout à la base et à la partie interne : 32 inspirations. Les garderobes sont supprimées depuis son entrée à l'hôpital ; les vomissements ont cessé depuis cette nuit.

Julep avec addition de 4 grammes de chloroforme ; sinapismes et frictions.

28. — Mêmes symptômes cardiaques : la respiration

devient plus embarrassée, quoique la malade paraisse se réchauffer un peu. La cyanose persiste.

29. — Aggravation des symptômes respiratoires.

Algidité complète.

Mort le 30 août.

A l'autopsie, l'ouverture du crâne nous montre les méninges très-congestionnées.

Les poumons sont de moyen volume, et gorgés de sang. Dans le cœur, des caillots brunâtres, jaunes au centre, remplissent les cavités droites ; l'un de ces caillots, partant de l'infundibulum, va se ramifier dans les divisions de l'artère pulmonaire. Quelques-uns de ces caillots se sont évidemment formés assez longtemps avant la mort, et l'on peut rattacher à leur existence le bruit de décollement que l'on observait au premier temps, avec maximum à la base.

OBSERVATION. — Jacquet (Adrienne), femme Gaumard, soixante ans, couturière. Malade depuis quinze jours : elle a gardé pendant huit jours une diarrhée séreuse, qui, après avoir diminué, a repris il y a cinq jours, avec l'apparence riziforme. Entre à la salle Sainte-Jeanne, n° 2, le 3 septembre 1865. Garderobes caractéristiques, crampes très-douloureuses ; vomissements de matières ingérées ; aphonie ; yeux excavés, refroidissement des extrémités ; teinte cyanosée de la face. Le pouls est insensible : les battements du cœur sont très-nets : on observe seulement un dédoublement bien marqué du premier bruit, qui, du reste, ne s'accompagne d'aucun souffle. Respiration ample, large, murmure vésiculaire très-pur, pas de râles ; congestion veineuse très-marquée de la face et des mains. Le 3, au soir, traces d'érythèmes à forme papuleuse aux pieds et aux mains, que l'on est parvenu à réchauffer. Commencement d'asphyxie. Morte le 4 septembre.

L'autopsie ne présentait rien de particulier. Ces deux observations sont les seules dans lesquelles l'examen du cœur pendant la vie nous paraisse devoir être noté.

L'encéphale nous a souvent présenté une congestion très-prononcée des méninges, et le pointillé rouge, à la coupe du cerveau.

Il ne nous a pas été donné d'examiner l'encéphale de malades morts dans l'état cérébral méningitique.

Nous avons observé deux cas de gestation ; dans ces deux cas, les malades, arrivées à l'hôpital dans une algidité complète, sont mortes rapidement.

Enfin, nous avons vu dans deux cas les règles apparaître durant la période de réaction ; dans les deux cas, les malades ont guéri.

OBSERVATION. — Boucon (Annette), couturière, n° 6, salle Sainte-Jeanne. Entrée le 23 août. Malade depuis le 22 à quatre heures du matin : diarrhée abondante, matières que la malade compare à du lait caillé. Les vomissements ont commencé dans l'après-midi du même jour, vers trois heures.

27 août. — Facies altéré, yeux excavés, secs. Face noire, langue froide ; crampes douloureuses épigastriques ; vomit peu ; quatre ou cinq garderobes dans la matinée ; température axillaire 36 4/5 ; les mains sont chaudes, et l'on ne trouve froides que les parties exposées à l'air ; pouls petit, mais perceptible : 118 pulsations ; rien d'anormal au cœur, dont les battements ont encore une certaine énergie. Aphonie ; suppression des urines. Julep

avec addition de 4 grammes de chloroforme, vin de Banyuls, glace, vésicatoire à l'épigastre.

23 août au soir. — La réaction s'établit ; la cyanose persiste.

24 août. — Réaction en pleine activité : la cyanose se dissipe ; l'élasticité de la peau reparaît, envies de vomir fréquentes, mais peu de vomissements. Quatre selles depuis quatre heures du matin ; pouls assez plein, 120.

La malade a rendu une quantité d'urine évaluée à 500 grammes, mais une autre portion de l'urine a été perdue avec les garderobes. Cette urine précipite la liqueur de Barreswill, ne colore pas la potasse, se trouble par l'addition d'acide azotique ; le trouble ne disparaît ni par la chaleur, ni par un excès d'acide. Cette urine dévie fortement à gauche les rayons polarisés. Elle a été soumise à la fermentation, ainsi que les urines qui ont été rendues le 30 août ; le résultat a été complétement négatif.

25 août. — Continuation des vomissements et de la diarrhée ; plus de crampes abdominales, ni dans les jambes. La malade se plaint de la douleur occasionnée par son vésicatoire. Les règles ont paru dans la nuit, et coulent abondamment.

28 août. — Facies meilleur ; pouls à 75, petit, bien que l'impulsion cardiaque soit forte.

30 août. — Les urines sont rendues en quantité considérable, deux litres environ. Pas de traces de sucre.

31 août. — L'écoulement menstruel persiste. Au cœur, on constate l'existence d'un léger bruit anémique, ayant son maximum au niveau de l'articulation sternale de la troisième côte droite, c'est-à-dire dans le lieu d'élection des bruits tricuspidiens. Les jugulaires externes offrent un

pouls veineux très-marqué ; si l'on applique le stéthoscope entre les deux branches d'insertions du muscle sterno-mastoïdien, on entend un bruit continu, rémittent, souffle veineux qui tend à disparaître en augmentant la pression de l'instrument ; en dehors, les bruits physiologiques artériels sont perçus dans toute leur intégrité.

Sort guérie le 3 septembre.

OBSERVATION. — Leblanc (Augustine), vingt et un ans, couturière, n° 3, salle Sainte-Jeanne.

Entrée le 27 août.

Prise six jours avant son entrée de diarrhée, cinq ou six selles par jour. Les règles, qui ne s'étaient pas montrées depuis une couche remontant à dix mois, ont reparu au moment où la malade fut prise de diarrhée, et se sont arrêtées douze heures après. La malade entre à l'hôpital le 27. Depuis la veille au soir, selles et vomissements riziformes : yeux injectés, voix affaiblie, suppression des urines ; pouls petit, 108, et cependant battements du cœur dont l'énergie contraste avec la petitesse du pouls. Cyanose et algidité des extrémités.

Potion avec addition de 4 grammes de chloroforme ; vin de Banyuls, glace, macération de quinquina. — Frictions et sinapismes.

28 août. — L'algidité diminue, et la cyanose disparaît progressivement.

La malade a uriné 200 à 250 grammes de liquide.

Les règles, supprimées depuis le 25, ont reparu, et coulent abondamment.

Mêmes prescriptions.

29 août. — Réaction bonne : plus de cyanose ni

d'algidité ; la malade demande à manger. Bouillon, côtelette, vin de Bordeaux.

Sort le 31, guérie.

L'étude des symptômes du choléra, dans ses deux périodes, ne nous a rien présenté qui ne fût mentionné dans les auteurs ; nous insisterons seulement sur un point de séméiologie : nous nous sommes assuré que dans le choléra, comme dans la plupart des maladies générales, l'examen de la langue a une très-grande importance au point de vue du pronostic. Elle est froide et humide, molle, dans l'algidité ; le plus ordinairement, la réaction la modifie ; sa température s'élève, elle devient épaisse et se dessèche ; si cet état persiste, il est l'un des signes de l'état adynamique des plus graves (auquel on a donné le nom de réaction à forme typhoïde, ou bien elle reste molle, *froide*, malgré la disparition de la cyanose, l'élévation du pouls et d'abondantes sueurs ; ces sortes de demi-réaction, à marche insidieuse, se terminent presque toujours par la mort : ou bien la réaction s'établit franchement, et alors il n'est pas rare de voir, comme nous l'avons signalé, la langue devenir scarlatiniforme, et dans quelque cas se couvrir d'une couche de muguet qui, ainsi que l'a dit M. Parrot (*loco citato*, page 4), « loin d'être un signe fâcheux dans le choléra, s'est presque toujours montré dans des cas de guérisons (huit fois sur dix cas). »

Les modes de traitement interne du choléra sont très-variés, et, nous devons l'avouer, tous ceux que nous avons vu employer ont eu des effets à peu près identiques.

Les différentes statistiques nous fournissent des chiffres dont les moyennes oscillent entre 45 et 55 pour 100.

M. le docteur Mesnet, par des révulsifs cutanés et les

stimulants diffusibles, a obtenu 55 guérisons et 61 morts sur 116 cholériques arrivés à l'état algide (*Archives générales de médecine*, février et mars 1866).

A Saint-Louis, en 1865, dans les services de M. Bazin, qui employa sur tout les éméto-cathartiques, et de M. Hardy, qui administra souvent le sulfate de cuivre, le chiffre des guérisons fut de 49 et 51 pour 100.

A l'hôpital de la Charité, en 1865, à l'hôpital Saint-Antoine, en 1866, où le chloroforme à dose de 2 à 8 grammes par jour, la glace, le vin de Banyuls, les infusions aromatiques ont été administrés par M. Parrot, le nombre des guérisons est à peu près égal à celui des décès.

Il serait de la plus haute importance que des documents nombreux et précis sur les différents modes de traitement interne du choléra, fussent recueillis et mis en parallèle dans un même ouvrage.

Mais, dans tous les cas, le traitement externe, dont la base est la révulsion cutanée sous toutes ses formes, a été employé en même temps que le traitement interne, et il reste toujours la principale indication à remplir dans la période algide du choléra.

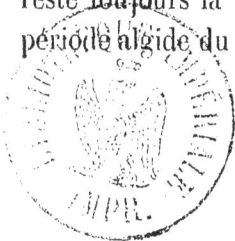

Paris. — Imprimerie de E. MARTINET, rue Mignon, 2.

www.ingramcontent.com/pod-product-compliance
Lightning Source LLC
Chambersburg PA
CBHW050435210326
41520CB00019B/5937